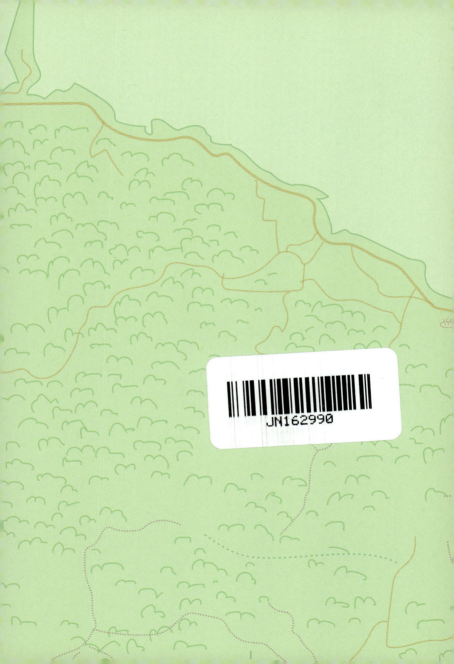

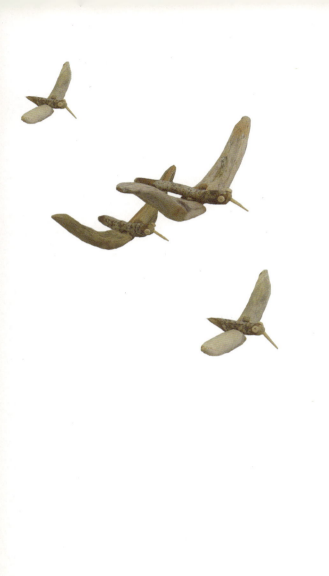

屋久島の少女 アニカ
薬草がくれた おくりもの

さく・え／しおうらしんたろう
かんしゅう／鈴木恵美香

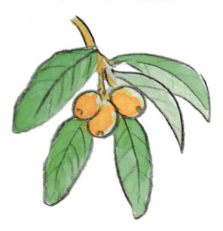

ポトス出版

この物語は、
都会にすんでいた 少女アニカが
あるとき 家族とともに 南の屋久島へ
うつりすむ おはなしです。

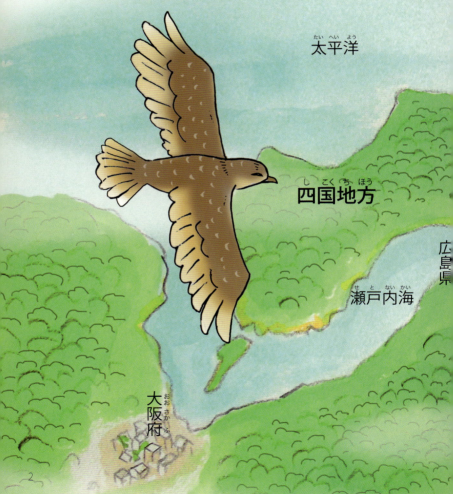

屋久島
やくしま

鹿児島県
かごしまけん

九州地方
きゅうしゅうちほう

中国地方
ちゅうごくちほう

日本海
にほんかい

島では
山のめぐみを
いただき

生きものに 感謝し

水とたわむれる 生活を
はじめました。

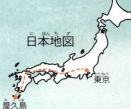

日本地図
にほんちず

アニカの家族が
うつりすんだところ

屋久島

東京

アニカは、
おかあさんと おとうさんの 3 人で
屋久島の森に すんでいます。

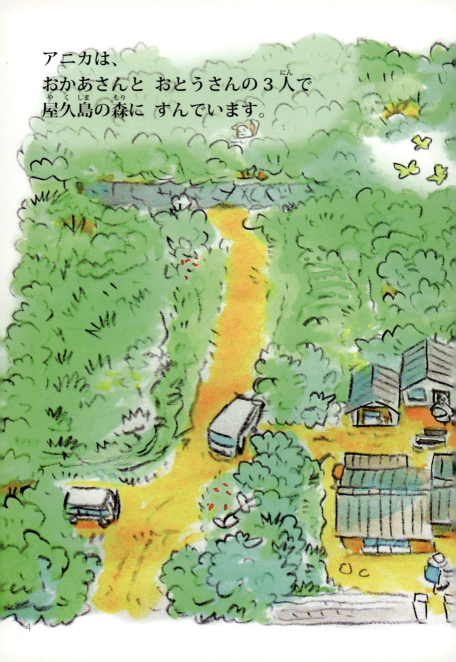

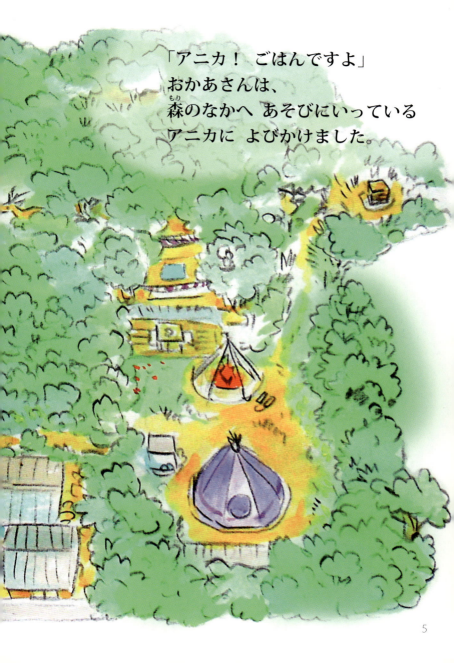

「アニカ！ ごはんですよ」
おかあさんは、
森のなかへ あそびにいっている
アニカに よびかけました。

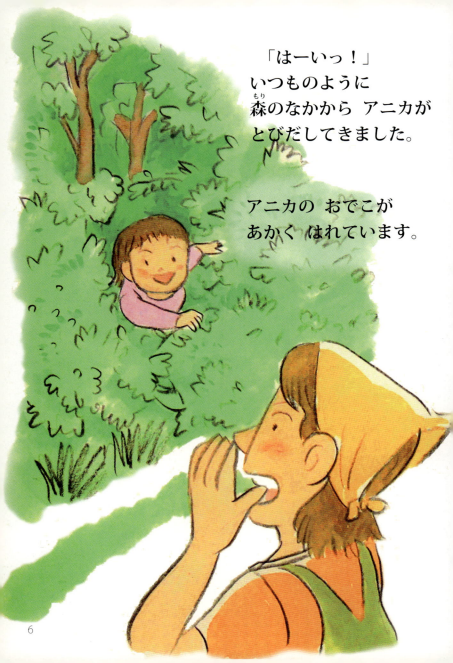

「はーいっ!」
いつものように
森のなかから アニカが
とびだしてきました。

アニカの おでこが
あかく はれています。

「どうしたの？」
おかあさんが ききました。
「みつばちのすを みていたら
さされちゃったの」

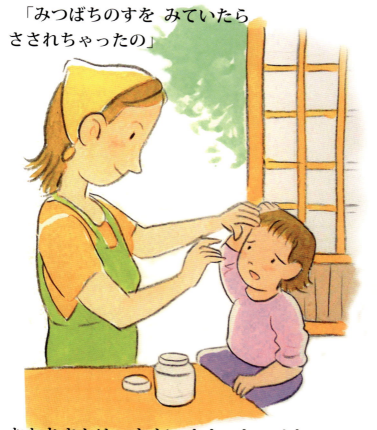

おかあさんは、すぐに ささったハリを
水で 洗いながし、
すりつぶした ドクダミの葉を
アニカのおでこに はってあげました。

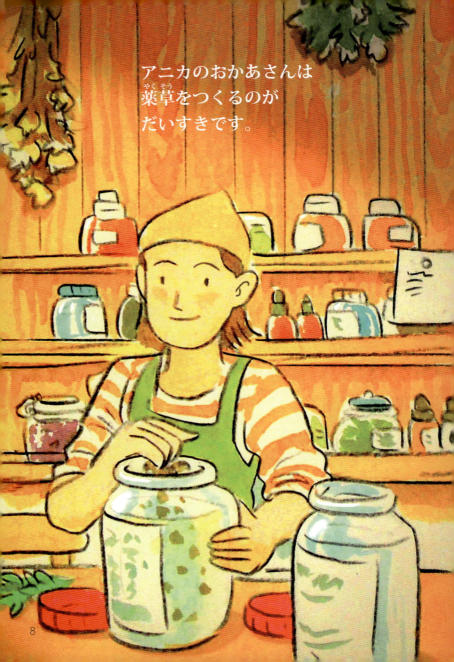

アニカのおかあさんは
薬草をつくるのが
だいすきです。

時間を みつけては
島の草花を あつめて
ビンのなかに
しまっていました。

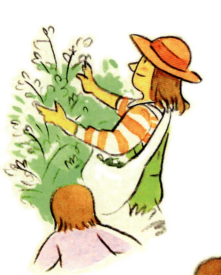

きょうも
あたらしい花を
みつけて
おおよろこびです。

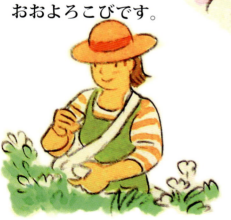

ふくろは
いっぱいになった
草花で、
いいにおいを
させていました。

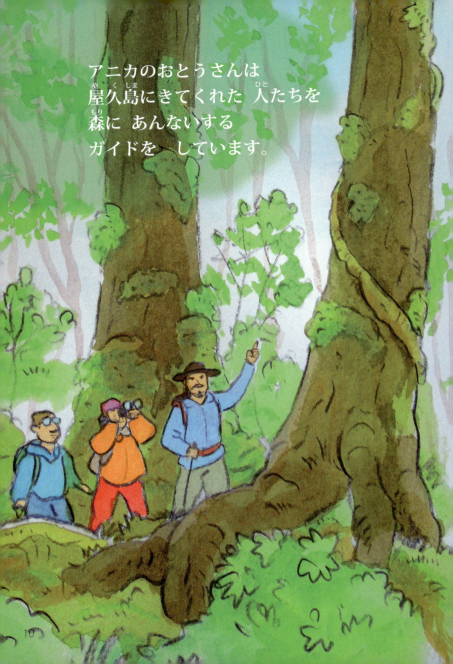

アニカのおとうさんは
屋久島(やくしま)にきてくれた 人(ひと)たちを
森(もり)に あんないする
ガイドを しています。

山に でかけるときは
虫よけの 薬草のえきたいを
スプレーにいれて
もちあるき、
うでやあしに ふきつけています。

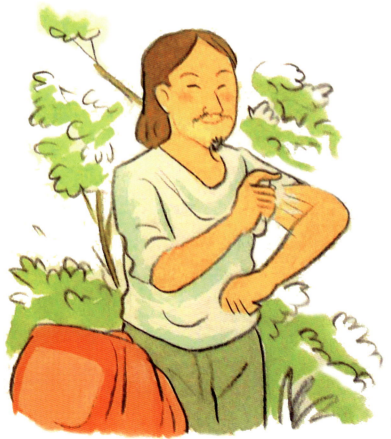

アニカのおかあさんは どうして
薬草を あつめるように なったのでしょうか？
そこには わけが ありました。

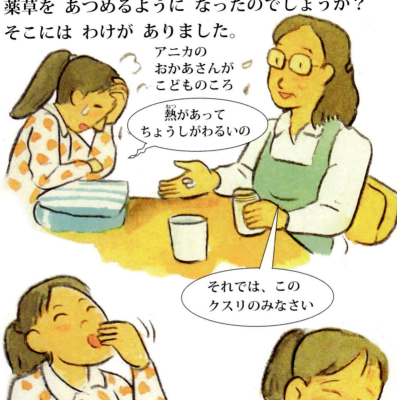

アニカの
おかあさんが
こどものころ

熱があって
ちょうしがわるいの

それでは、この
クスリのみなさい

おかあさんは しんぱいして
クスリを くれるのですが・・・

アニカのおかあさんは
クスリを のむと、
かならず きもちがわるく
なってしまうのです。

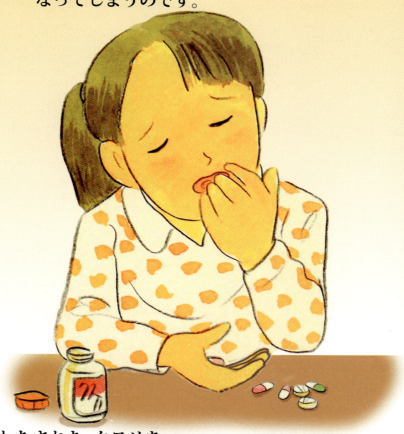

わたされた クスリを
ないしょで すてたことも ありました。

アニカのおかあさんは、
おとなになって 屋久島に うつりすんでから、
じぶんで 薬草をあつめて
大きな病気いがいは その薬草のちからで
なおそうと かんがえました。

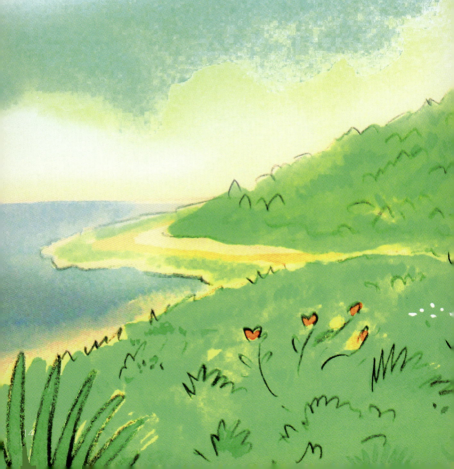

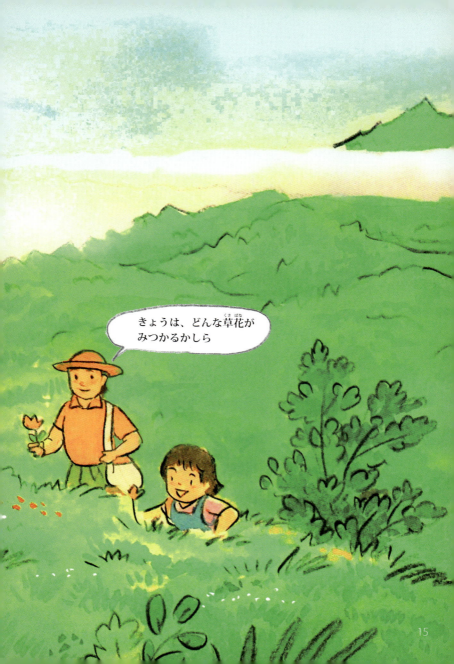

ある日、アニカのはだに
赤く 発しんがでて
熱が ありました。

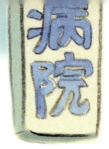

心配になり
病院に
つれていくと、

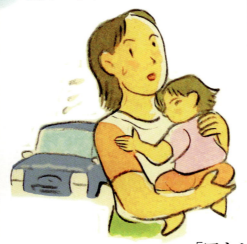

「アトピー性皮膚炎ですね！」

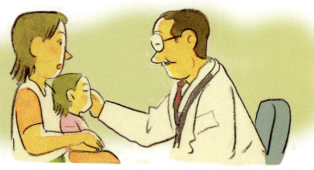

先生は ぬりグスリを だしてくれました。
ところが、つけたときは よくなるのですが
またすぐに アトピーがでてしまい、
なかなか なおりません。

そこで アニカのおかあさんは、
じぶんで クスリをつくって
なおしてあげようと かんがえました。
さっそく、ウコンで ぬりグスリを つくり
つかってみると、
なんと！ みごとに なおってしまったのです。

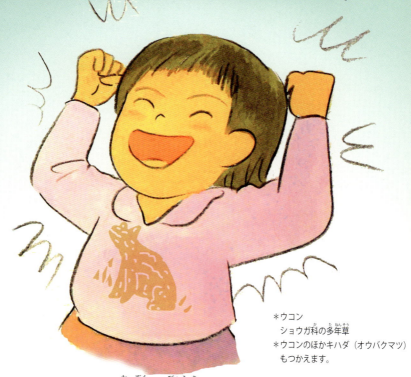

*ウコン
　ショウガ科の多年草
*ウコンのほかキハダ（オウバクマツ）
　もつかえます。

それいらい、家族の病気は
薬草をつかって なおすことにしました。

アニカはとてもげんきな
女の子に なりました。
屋久島で いちばん高い
宮之浦岳（1936 メートル）に
5 さいのときには じぶんの足で
登ることができたのです。

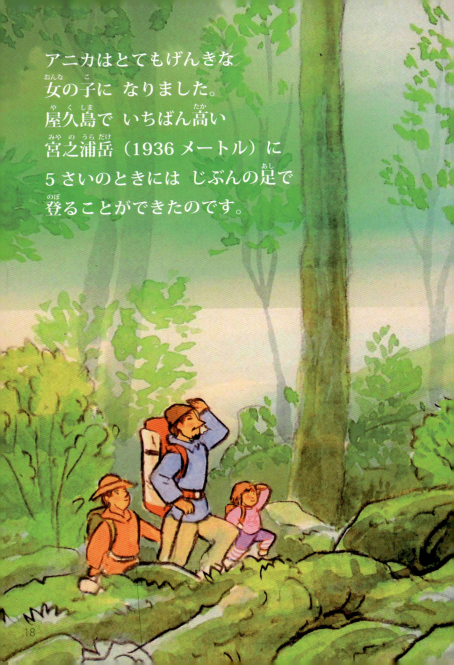

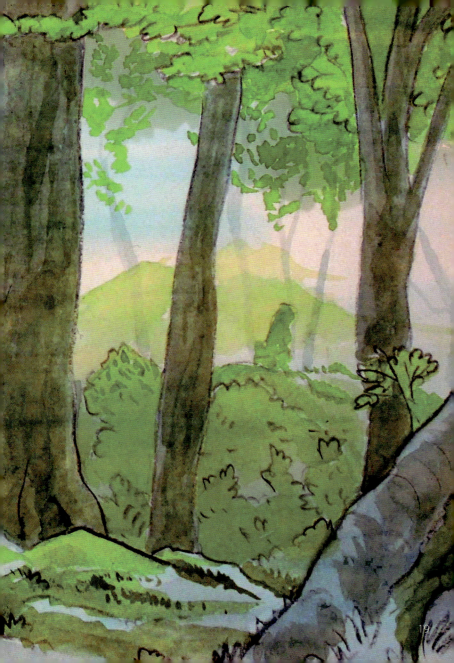

山は 夜になると とても 寒くなります。
テントをはり、両親は もってきている 服を
ぜんぶ 着こんで寝ても 寒くて ねむれないほどでした。
ところが、なんと アニカだけは ねぶくろから
からだを のりだして ねるほど
元気な 女の子に なっていました。

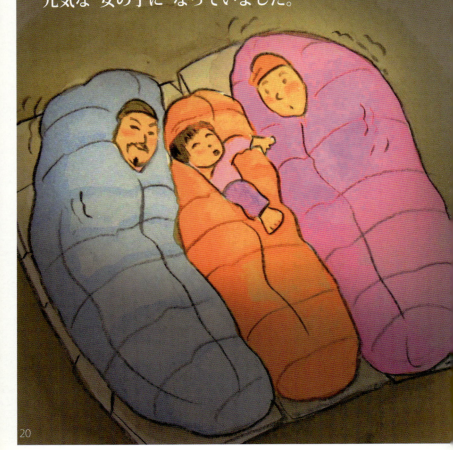

山から おりてきた ときに、
足を ケガした 人に あいました。
アニカのおかあさんは さっそく
手もちの 薬草で 手当をして あげました。
そのようすを みて
アニカは おおよろこびです。

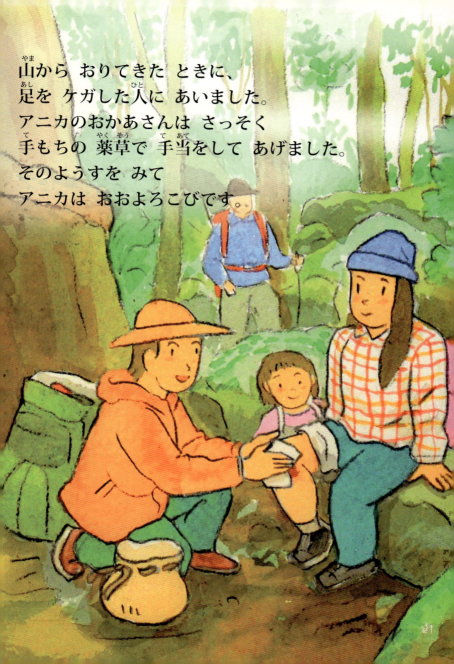

アニカのおかあさんの つくる 薬草のうわさを
きいて、いろいろな人が たずねてくるように
なりました。
「わたしにも 薬草のつくりかたを おしえてください」
アニカのおかあさんは これまで 家族のために
してきた 薬草のはなしを しました。

どんなときに どんな薬草を つかうのですか？

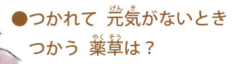

●つかれて 元気がないとき
つかう 薬草は？

●おなかの ちょうしが
よくないときに
つかう 薬草は？

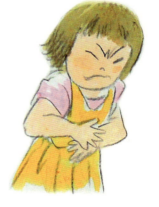

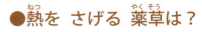

●熱を さげる 薬草は？

アニカも おとなにまじって おもしろがり
薬草のことを きいてくるので、
おかあさんは やさしく おしえることに しました。

おてんばな
アニカのために、

● うちみや ねんざに
　きく 薬草は？

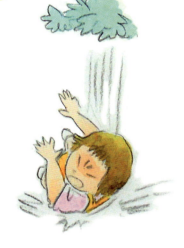

● 虫に さされたときに
　つかえる 薬草は？

● せきが、
　とまらないときに
　つかう 薬草は？

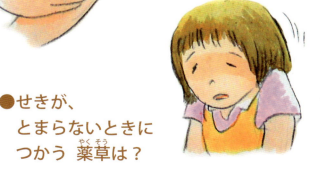

まずは、みぢかに あつめられる しょくぶつから
薬草の つくりかたを おしえることに
しました。

キハダ

おなかの ちょうしが よくないとき

天日ぼし

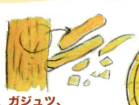

(キハダ、ガジュツ、アロエ、ゲンノショウコ)

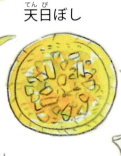

キハダをいれた
水が半分くらい
になるまで
煎じる

すぐに
のめる

ガジュツ

ウコン

すりおろす

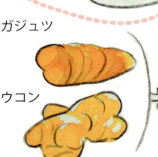

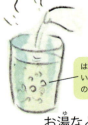

はちみつを
いれてのむと
のみやすい

お湯などを
いれて
かきまぜる

＊人によっては とくていの薬草が 体にあわないこともあるので、
　そのときには のむのをやめましょう。

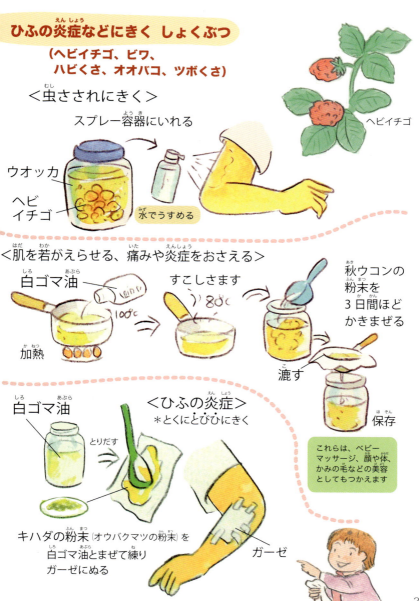

熱をさます

(ハマゴウのタネ、スイカズラ)

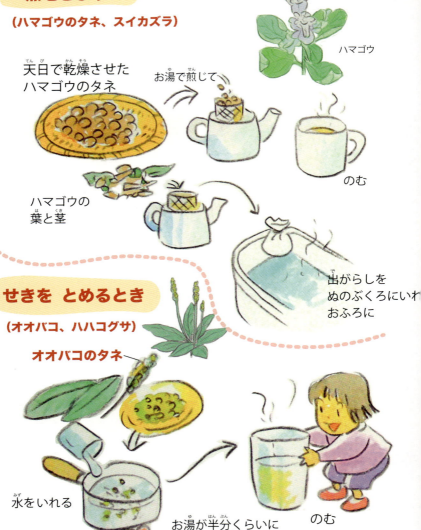

天日で乾燥させたハマゴウのタネ
お湯で煎じて
のむ
ハマゴウ
ハマゴウの葉と茎
出がらしをぬのぶくろにいれおふろに

せきを とめるとき

(オオバコ、ハハコグサ)

オオバコのタネ

水をいれる
お湯が半分くらいになるまで加熱
のむ

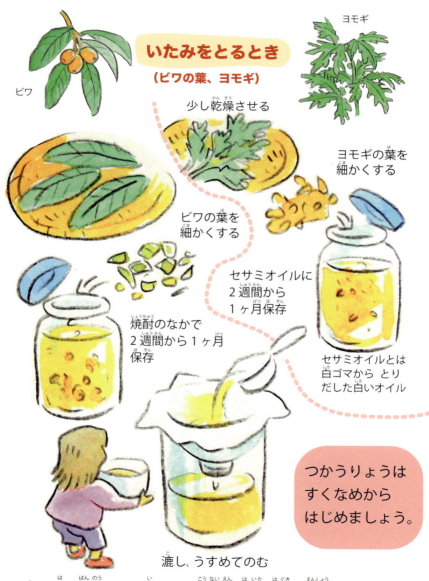

いたみをとるとき
(ビワの葉、ヨモギ)

ビワ

ヨモギ

少し乾燥させる

ヨモギの葉を細かくする

ビワの葉を細かくする

セサミオイルに2週間から1ヶ月保存

焼酎のなかで2週間から1ヶ月保存

セサミオイルとは白ゴマからとりだした白いオイル

漉し、うすめてのむ

つかうりょうはすくなめからはじめましょう。

＊ビワの葉は万能なので、胃もたれ、口内炎、歯痛、歯茎の炎症をおさえます。

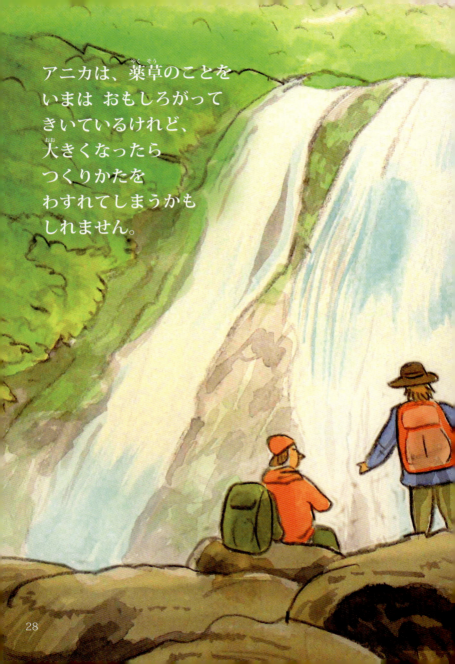

アニカは、薬草のことを
いまは おもしろがって
きいているけれど、
大きくなったら
つくりかたを
わすれてしまうかも
しれません。

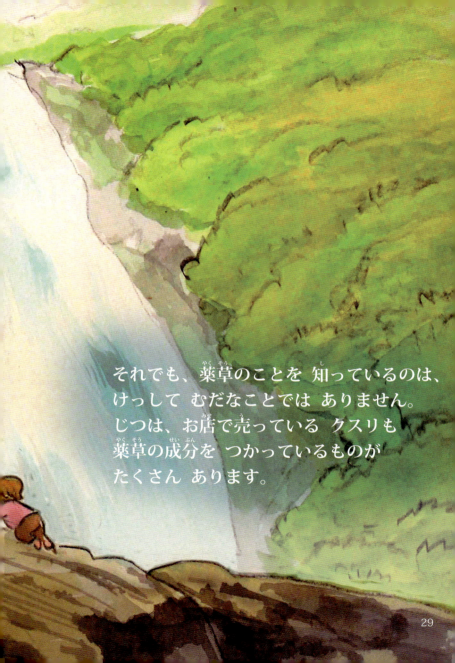

それでも、薬草のことを 知っているのは、
けっして むだなことでは ありません。
じつは、お店で売っている クスリも
薬草の成分を つかっているものが
たくさん あります。

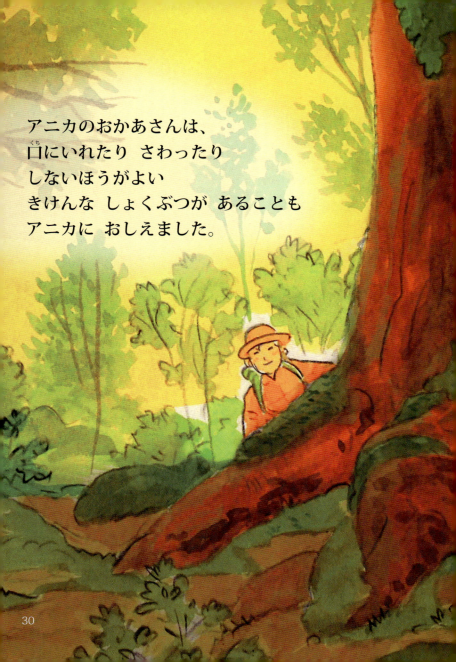

アニカのおかあさんは、
口(くち)にいれたり さわったり
しないほうがよい
きけんな しょくぶつが あることも
アニカに おしえました。

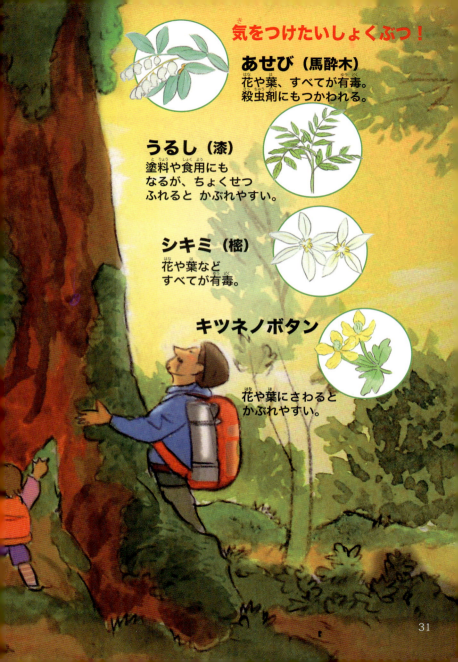

気をつけたいしょくぶつ！

あせび（馬酔木）
花や葉、すべてが有毒。
殺虫剤にもつかわれる。

うるし（漆）
塗料や食用にも
なるが、ちょくせつ
ふれると かぶれやすい。

シキミ（樒）
花や葉など
すべてが有毒。

キツネノボタン

花や葉にさわると
かぶれやすい。

きょうも、アニカのおかあさんは
森のしょくぶつに はなしかけています。

「おかあさん なにを はなしていたの?」
アニカが ききました。

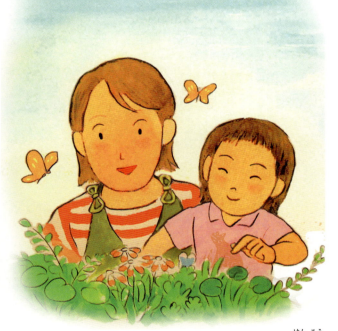

「これからも、わたしたち かぞくの健康を
まもってねって たのんだの。
だって 薬草は わたしたちへの 森からの
おくりものだから」

きょうも、ゆたかな水を たたえた
屋久島の森は
キラキラと かがやいています。

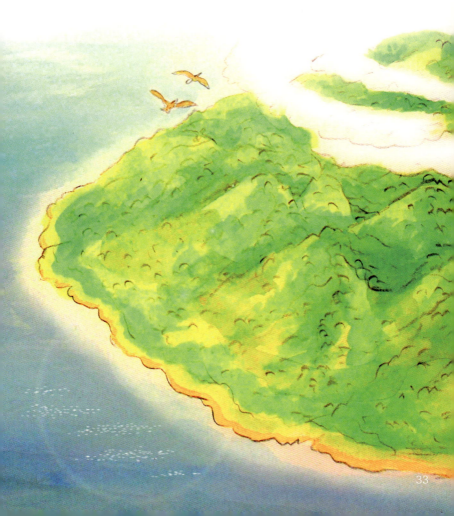

薬草図鑑

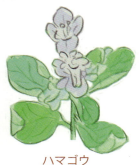

ハマゴウ

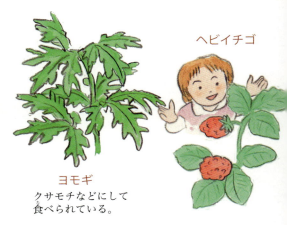

ヨモギ
クサモチなどにして
食べられている。

ヘビイチゴ

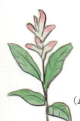

ガジュツ
（ムラサキウコン）

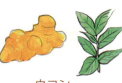

ウコン
（春ウコンと秋ウコン）

オオバコ

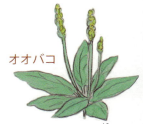

こどものころ、はなの茎の
ところをあわせ 切りあって
あそんだ。

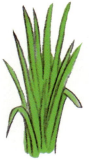

マコモ
お茶としてのめる。
また 水をきれいに
することができる。

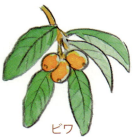

ビワ
葉や種は、古くから
さまざまな ききめが
ある薬として
つかわれている。

キハダ

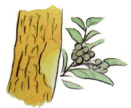

木の皮から コルクの
ぶぶんを とりのぞき
乾燥させて
つかう。

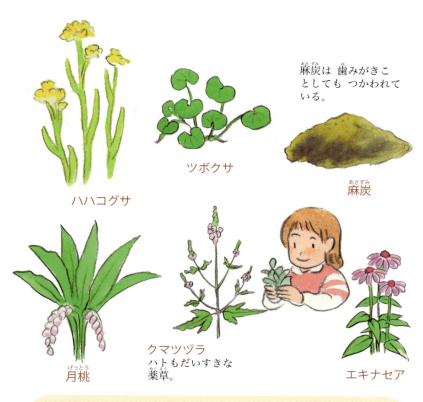

麻炭は 歯みがきことしても つかわれている。

ハハコグサ

ツボクサ

麻炭(あさずみ)

月桃(げっとう)

クマツヅラ
ハトもだいすきな薬草。

エキナセア

【そのほか、屋久島(やくしま)でとれる おもな薬草(やくそう)】

ヤマモモ　ガジュマル　ノイバラ　ジャケツイバラ　サンショウ

アキグミ　エゴノキ　ネズミモチ　テイカカズラ　クチナシ

スイカズラ　ハンゲショウ　カナムグラ　イノコズチ　ミゾソバ

スイバ　イタドリ　ダイコンソウ　キンミズヒキ　ハナミョウガ

クズ　マタタビ　ミツバ　ヤクシマノダケ　イチヤクソウ

ウツボグサ　カキドオシ　イワタバコ　アメリカフウロ

ボタンボウフウ　カワラヨモギ　サルトリイバラ　オウレン

カキカズラ　キランソウ　など

参考資料：薬草の詩－自然とのふれあいをもとめて－鹿児島県薬剤師会編　南方新社

チェロキー族につたわる
薬草のはなし

▲▲▲▲▲▲▲▲▲▲▲▲▲▲▲

おおむかし、人間も動物も植物も みんな おたがいを
尊重しあって はなしをすることができました。
しかしあるとき、人間は 自分たちを中心にして
くらしていこうと かんがえました。
そして、人間は つぎつぎと 動物をとっては 食べてしまい
ました。そのため、動物は どんどんへって いきました。

それを見ていた植物がこの世界をつくった 大いなる神に
「人間が動物を これいじょう とりつづけるのを とめて
ください。でないと、この世界のバランスが こわれて
しまいます。どうにかしてください」と たのみました。
すると、その願いはかなえられ、人間のすむところに
病の雨が ふりはじめました。
人間たちは 病気になって つぎつぎと 死んでいき、
たちまち人間は 少なくなって しまいました。
そのとき、また植物が 大いなる神に 願いました。
「このままでは、こんどは 人間がいなくなり、
またバランスが くずれてしまいます。お願いですから
雨を とめてください」
ふたたび その願いはかなえられ、雨は やみました。

しかし、大地にふった 病の雨は 大地にしみこんで
しまったので、人間は つぎつぎと 病気になり、
たおれて いきました。
そこで、ある植物が 病気になった人間に
「すこし 苦いかもしれないけれど、わたしの一部を
食べると 病が よくなりますよ」といいました。
病気になった 人間が、その植物を 口にすると、
なんと、たちまち 病気が なおって しまいました。

これが、ネイティブアメリカンに伝わる
メディスン（薬草）のおはなしです。

この薬草を つかう人を、
メディスンマンと よんでいます。

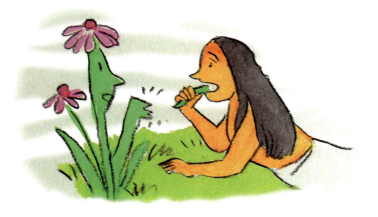

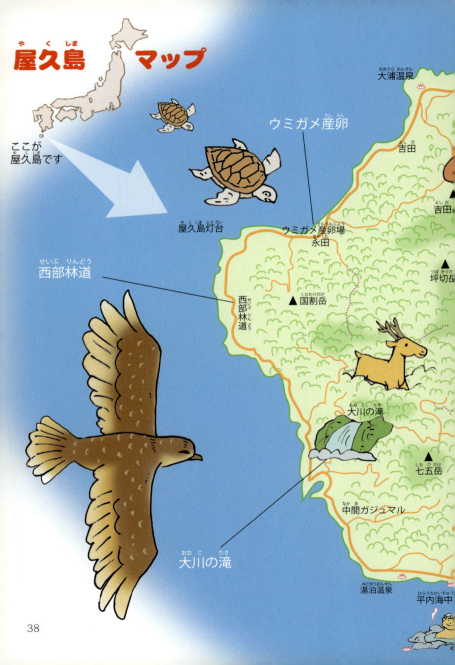

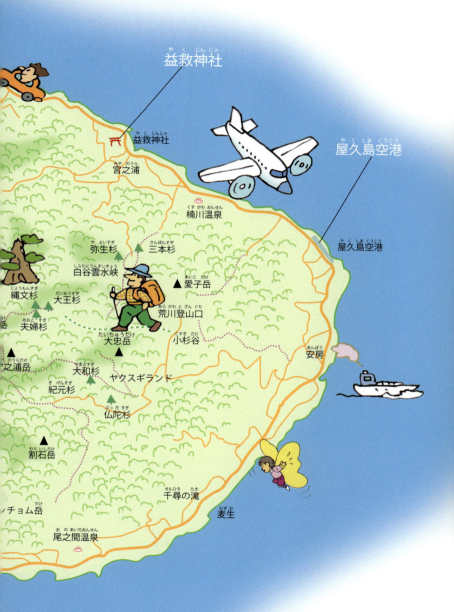

きょうも きれいなにじが でたね。
きっと いいことあるよ。

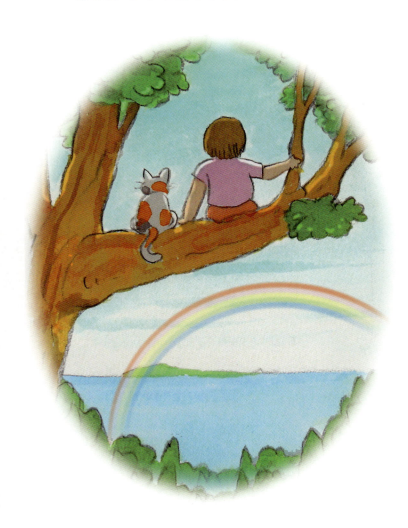

さくしゃ／しおうらしんたろう

群馬県生まれ。これまで世界中を旅してきたが、ネイティブアメリカンの人たちとの出会いの中で、彼らの自然な生き方に感銘しナバホに何度となく訪れる。その後、取材で訪れた屋久島にて鈴木さん家族と出会い、その生き方と薬草に対する造詣の深さと実践を目の当りにし、この絵本の企画となった。

主な著作／インディアンの知恵（光文社）
　　　　　ラコタとナバホに恋をして（めるくまーる）
　　　　　こころがよろこぶことば（東京書籍）
　　　　　ネイティブアメリカンの美味しい生活（PHP）

かんしゅう／鈴木 恵美香

東京都三鷹市出身。アパレル業界を経て、30歳のとき、カナダの島で1年間くらす。自然と共生してくらすカナダの人達の中で、なんでも手作りの精神を学び、日本に帰ってからもこの生活を続けたいと強く思うようになった。東日本大震災後、家族と共に屋久島に移住し、薬草研究所を立ち上げて、自然の中からの智慧を生かし、蜜蜂や微生物、たくさんの植物達と共に暮らしている。

連絡先　Earth Tribes　http://www.earth-tribes.com/
　　　　薬草研究所　frons-yakushima@hotmail.com

屋久島の少女アニカ -薬草がくれたおくりもの

発行日　2016年7月15日　第1刷発行

作　者　塩浦信太郎
発行者　上田建男
発行所　ポトス出版
　　　　〒167-0042東京都杉並区西荻北4-3-2-402
　　　　電話／FAX　03-6794-8687
　　　　振替　00120-7-569989
　　　　http://www002.upp.so-net.ne.jp/potosu/
印刷・製本　株式会社　ユー・エイド
©2016 shintaro shioura
Published by POTOSU SHUPPAN,Tokyo.Printed in Japan.
ISBN 978-4-901979-37-5

ご注文、お問い合わせは、電話／FAXとも03-6794-8687までお願いいたします。
乱丁本・落丁本はおとりかえいたします。

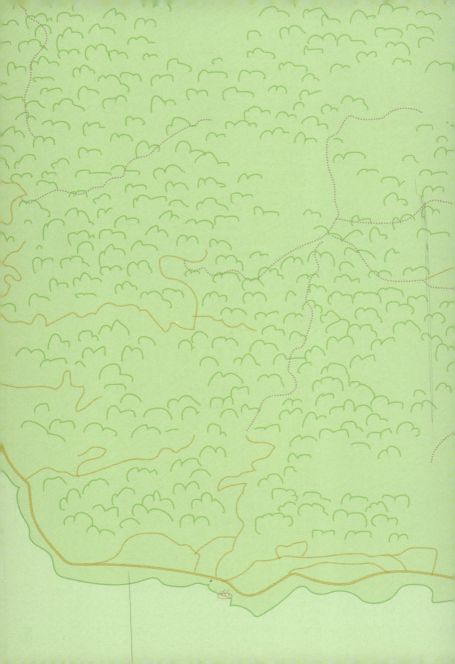